AF500618

Dr Maurice BONNET
Externe des Hôpitaux de Lyon.

CONTRIBUTION A L'ÉTUDE de la DIPLOPIE MONOCULAIRE et en particulier de la Diplopie Monoculaire Hystérique

Imp. Jeannin, Trévoux.
1911

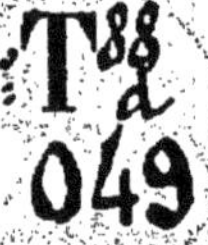

CONTRIBUTION A L'ÉTUDE

DE LA DIPLOPIE MONOCULAIRE ET EN PARTICULIER DE LA

DIPLOPIE MONOCULAIRE HYSTÉRIQUE

Dr Maurice BONNET
Externe des Hôpitaux de Lyon.

CONTRIBUTION A L'ÉTUDE
de la
DIPLOPIE MONOCULAIRE
et en particulier de la
Diplopie Monoculaire Hystérique

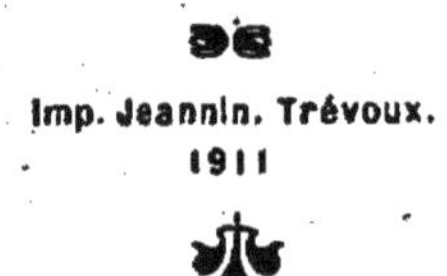

Imp. Jeannin. Trévoux.
1911

A LA MÉMOIRE DE MON PÈRE

A MA MÈRE

En témoignage de mon affection sincère et de ma profonde reconnaissance.

A MA SŒUR

A TOUS LES MIENS

A MON PRÉSIDENT DE THÈSE

MONSIEUR LE PROFESSEUR ADRIEN PIC

Professeur de Thérapeutique à la Faculté,

Médecin des Hôpitaux.

A MES MAITRES DES HOPITAUX

M. le Docteur PIC

Médecin des Hôpitaux,
Professeur de Thérapeutique.

M. le Docteur COMMANDEUR

Accoucheur des Hôpitaux,
Professeur agrégé à la Faculté.

M. le Docteur DURAND

Chirurgien des Hôpitaux,
Professeur agrégé à la Faculté.

M. le Docteur BONNET

Médecin des Hôpitaux (Service de Chazeaux).

M. le Docteur LYONNET

Médecin des Hôpitaux.

M. le Docteur Jules COURMONT

Médecin des Hôpitaux,
Professeur d'Hygiène.

2

AUX MEMBRES DE MON JURY

M. LE PROFESSEUR ROLLET

Chirurgien des Hôpitaux,
Professeur de Clinique Ophtalmologique.

M. LE DOCTEUR LESIEUR

Médecin des Hôpitaux,
Professeur agrégé à la Faculté.

M. LE DOCTEUR JEAN LÉPINE

Médecin de l'Asile de Bron,
Professeur agrégé à la Faculté.

Au moment de terminer nos études médicales, il nous est doux, comme le nautonier dont parle Horace, de nous arrêter un instant pour jeter un coup d'œil en arrière et contempler l'étape parcourue.

Bien plus agréable encore s'offre à nous l'occasion de remercier les amis excellents au milieu desquels s'est écoulée notre vie d'étudiant, les nombreux camarades avec lesquels nous sympathisions durant que nous étions secrétaire de l'Association syndicale.

Dans l'expression de notre gratitude, nous ne saurions oublier tous les maîtres qui nous ont guidé dans notre éducation médicale, spécialement nos maîtres des Hôpitaux.

Que Monsieur le Professeur Adrien PIC, qui a bien voulu nous accepter dans son service durant notre première année d'externat et aujourd'hui nous faire le très grand honneur de présider notre thèse reçoive, avec l'assurance de notre reconnaissance, le témoignage de notre vive gratitude. Nous nous souviendrons toujours que près de lui nous avons trouvé l'accueil le plus aimable et l'enseignement le plus élevé.

Qu'il nous soit également permis de remercier notre ancien maître, Monsieur le Docteur LYONNET, médecin des Hôpitaux. C'est près de lui, en effet, que nous avons trouvé les conseils éclairés pour notre formation de médecin praticien. C'est dans son service aussi que nous avons observé une malade présentant l'affection qui fait l'objet de notre thèse.

Avec la plus grande bienveillance, Monsieur le Docteur L. DOR nous a prodigué ses conseils et tracé le plan de notre travail. Nous n'oublierons jamais son amabilité et très sincèrement nous l'en remercions.

Monsieur le Docteur LESIEUR, médecin des Hôpitaux, professeur agrégé, a bien voulu faire partie du jury de notre thèse et nous fournir une observation. Nous lui en sommes très reconnaissant.

Monsieur le Docteur MASSIAT, interne des Hôpitaux, nous a communiqué ses notes personnelles. Qu'il nous soit permis de lui témoigner toute notre estime.

Notre excellent camarade, le Docteur J.-J. FICHER, nous a prêté un concours des plus précieux en assumant la tâche ingrate de traduire les travaux publiés par les auteurs américains. Nous le remercions et l'assurons de notre meilleur souvenir.

Avant-Propos

Pris au sens strict, le mot diplopie porte en lui-même sa signification « *vue double des objets* ». Il n'exprime qu'un symptôme, implique toujours la perception sensorielle de deux images.

Au premier abord, il semble que le mécanisme de production de ce symptôme réclame toujours l'intervention des deux yeux, du fonctionnement binoculaire, or il n'en est rien. Si la diplopie binoculaire ou sensation de deux images lors de la vision associée est de beaucoup le phémonène le plus fréquent, un seul œil considéré isolément peut, en dehors de toute simulation, être le siège de deux, voire même de plusieurs images du même objet. C'est la diplopie monoculaire, appelée encore polyopie unioculaire.

A l'occasion de deux cas que nous avons pu observer, nous dirons ici quelques mots de la recherche de ce signe et de ses modalités, énumérerons les diverses théories émises et celles qui nous sont venues à l'esprit, puis nous essayerons de déterminer sa valeur diagnostique. On a voulu en faire, en effet, un signe presque absolu d'hystérie. Nous passerons en revue les différentes affections au cours desquelles on peut le rencontrer.

Historique

La diplopie monoculaire serait connue depuis le XVIIIe siècle, décrite par Hépler et La Hire.

Ce dernier auteur l'attribue à une conformation anormale du cristallin. C'est à cette époque que SCHEINER imagina l'expérience de l'épingle regardée à travers le trou sténopéïque. Voici de quelle façon il procédait. Il prit une carte. Au moyen d'une épingle il la perça de deux trous éloignés l'un de l'autre d'environ un millimètre. Il plaça cette carte le plus près possible de l'un de ses yeux, après avoir fermé l'autre, en donnant aux deux trous une direction horizontale. Regardant une épingle tenue verticalement à 35 centimètres de son œil, il la vit simple, bien qu'il regardât à travers les deux trous simultanément, mais en approchant l'épingle à 25 ou 20 centimètres de son œil, il découvrit que cette épingle était vue double.

Deschales, savant Jésuite, dit que ce sont les cils qui causeraient la diplopie du myope.

Signalons les travaux de Purkinge (1819), de Péclet, de Mile, la thèse de Szokalski. *Trouessart* l'attribue au réseau vasculaire oculaire.

Walaston croit que la diplopie est due à une rupture de la lentille cristallienne. *Prévost* l'attribue à des changements séniles.

En 1835, *Steinfensand* émet l'hypothèse suivante : Deux parties latérales de l'œil ont poussé ensemble, se sont ensuite accolées ; la division existe encore en un certain point. Les rayons lumineux se diviseraient en deux faisceaux, et, en conséquence, les myopes doivent avoir une double image à cause de la distance de la cornée au foyer. Quelques années plus tard, en 1838, cet auteur explique que si la lentille se déplace, on a des axes déplacés et, par suite, une double image.

Pour *Decondé* (1843), il y aurait autant de formes de diplopie que de parties constituantes de l'œil. Il est le premier à signaler la cause d'origine cérébrale.

Meyer, de Zurich (1846-47), insiste sur ce fait que la diplopie est avant tout d'ordre physique, qu'elle peut sommeiller et devenir évidente chez les hystériques et les hypocondriaques.

Helmoltz (1862), signale l'aptitude de l'œil à donner plusieurs images d'aberration monochromatique. La même année, *Teulon* exprime l'opinion que la lentille seule joue un rôle dans l'expérience de Scheiner.

Dousmani (1864), donne de nombreuses causes à la diplopie : ce pourraient être des épaississements en ruban de la cornée, des ulcères, des synéchies avec exsudats laissant une portion de la cornée libre, la myopie, la presbytie, l'hystérie, des blessures cornéennes.

Il enlève la cornée et l'iris d'un œil frais de bœuf, fait en arrière une fenêtre dans la sclérotique, et, à travers cet orifice, observe des images secondaires distinctes. Par l'interposition d'un écran diaphragme il fait disparaître ces dernières. En mettant de l'atropine dans son œil, il observe de la vision nébuleuse, de la diplopie avec micropsie, de la polyosie, tous phénomènes disparaissant par l'expérience de Scheiner.

Pour Donders, un œil avec lentille intacte est exceptionnel, aussi l'absence absolue de diplopie est exceptionnelle.

D'après Brücke, c'est la forme de la surface et non la structure intime de la lentille qui produit la diplopie.

Lissauer émet l'idée que les images secondaires sont mieux perçues chez l'hystérique que chez l'individu normal, car c'est un hypersensitif, mais que ces images ne deviennent pathologiques que si l'individu devient conscient de sa polyopie.

Dans les *Annales d'oculistique*, en 1840, Fallet exprime l'opinion que la cause de la diplopie était une confusion de la perception, sans que ses confrères aient fait mieux.

Niematsckek cite le cas d'un soldat qui reçut une

balle au milieu du front et chez lequel la diplopie fit son apparition. A ce sujet, Lissauer admit la probabilité d'une activité cérébrale pervertie, résultant de la commotion cérébrale.

Vulpian étudie sur lui-même ce symptôme.

Galezowski divise le symptôme et voit qu'il peut être dû, soit à une lésion nerveuse centrale, soit à un vice de l'œil.

Pour Giraud-Teulon, la diplopie relève uniquement de l'aberration de sphéricité du cristallin.

En 1878, Parinaud, élève de Charcot, étudie complètement ce symptôme et publie les cliniques faites par ce dernier sur ce sujet. D'après cet auteur, la paralysie peut donner de la diplopie monoculaire, mais la donne moins que le spasme qui exagère les défauts de structure de la lentille cristallinienne. Plus récemment encore, Parinaud en parle dans un travail sur l'œil hystérique. Gilles de la Tourette lui accorde une place dans son « Traité de l'Hystérie. »

A propos d'un cas qu'ils observèrent, Bouveret et Chapotot s'occupèrent de cette question. Lagrange lui accorde une place dans le « Recueil d'Ophtalmologie. »

Lyonnet en présente un premier cas à la Société de Médecine de Lyon (1896) et un second (1910) que nous avons pu examiner dans son service et dont l'observation est citée plus loin.

Les auteurs Charles, Zimmermann, Verhœff en citent des cas, en discutent les causes.

Nous mentionnons enfin le cas observé par Lesieur et Genet et dont l'observation figure dans notre thèse. Pour ces auteurs, la diplopie monoculaire doit être expliquée par une inégale réfraction de certaines parties du cristallin.

Symptomatologie

Etudions d'abord la symptomatologie de la forme considérée comme la plus commune : la diplopie ou mieux la polyopie monoculaire hystérique. Nous en donnerons les principaux caractères d'après Parinaud.

Quelquefois les malades se rendent compte eux-mêmes qu'ils voient double : on cite le cas d'une malade qui voyait six personnes pour une. Mais le plus souvent ils ne s'en aperçoivent pas, le trouble visuel est insignifiant. C'est au médecin à révéler ce signe. Depuis les travaux de Gilles de la Tourette, se basant sur les statistiques de la Clinique de la Salpêtrière, depuis les travaux de Pitres et de Pierre Marie, on sait que l'hystérie n'est pas l'apanage du sexe féminin et l'on a tendance à admettre, aujourd'hui, que c'est dans la proportion de un homme pour trois femmes que l'on rencontre cette affection.

On se trouvera d'ordinaire en présence d'une femme présentant des stigmates presque toujours ignorés et ne gênant en rien les fonctions de la vie, mais qu'un examen rapide permettra de reconnaître : ce seront des troubles de la sensibilité abolie, exaltée, pervertie ; des troubles sensoriels, des zones hystérogènes, etc. Parfois, au contraire, ce sera une malade sur laquelle des manifestations éclatantes ont attiré l'attention.

La façon de procéder est des plus simples. On tient l'œil sain soigneusement fermé, et, à une certaine distance comprise habituellement en 10-20 centimètres, on présente à l'autre œil un objet mince, un crayon par exemple. La malade accuse alors deux ou plusieurs images avec l'autre œil : une est très nette, c'est l'image principale, l'autre ou les autres moins nettes, estompéee. Ce sont des images floues, mais non des images fausses. Ces dernières siègent toujours du côté temporal par rapport à l'image principale. Avance-t-on l'objet près de l'œil, les images se rapprochent et, à une certaine distance, la diplopsie disparait. Eloigne-t-on l'objet, les images s'écartent de plus en plus jusqu'à la limite de la vision distincte. C'est lorsqu'on éloigne lentement l'objet que l'on peut voir apparaître une 3e, une 4e image. Enfin les images floues peuvent présenter des différences de dimension. Généralement elles sont plus grosses que l'image principale, parallèles ou obliquement superposées. Si on présente à l'œil un objet large, un livre à plat, la diplopie disparait souvent, les images chevauchent et la malade ne distingue plus qu'un objet unique. Nous devons dire que certains de ces caractères manquent souvent, comme la micro-mégalopsie, ou l'écartement variable des images. Un seul œil est touché d'habitude.

Pergens, de Bruxelles, a rapporté cependant un cas où lesymptôme était observé sur les deux yeux.

Pierre Janet a observé de plus, chez une de ses malades de l'hémi-diplopie monoculaire. La moitié d'un objet est simple, l'autre moitié est double. Soit une ligne droite, au milieu une croix, à chaque extrémité une lettre A et B. Si la malade regarde la croix, elle voit un A et deux B.

De même, la micro ou la mégalopsie peuvent se rencontrer dans la moitié seulement de l'objet considéré, c'est l'hémimicro ou mégalopsie.

Nous devons ajouter que si l'image floue est presque toujours située du côté temporal, on peut parfois voir apparaître une autre image du côté nasal.

Le trou sténopéïque ne fait pas disparaître la diplopie, ainsi que cela a lieu pour les diplopies d'origine irienne ou réfractionnelle. Voilà autant de caractères qui nous permettent de la distinguer de la diplopie relevant de la paralysie d'un muscle moteur de l'œil.

La diplopie, d'après Parinaud, s'observe surtout chez les hystériques, ayant des formes avec contracture.

Observations

OBSERVATION I.

Rédigée par M. R. Crémieu, interne de la clinique

(Due à l'obligeance de M. le Dr Lesieur)

Diagnostic résumé. — Névropathie. Otite scléreuse. Tentative de suicide par la liqueur de Fowler. Trois semaines plus tard, syndrome cérébelleux passager avec diplopie monoculaire, hypertension céphalo-rachidienne, réaction de Wassermann positive, fièvre simulée. Guérison.

Jean-Louis Br.., 25 ans, mécanicien, né et demeurant à Lyon, entre le 1er décembre 1909 à la clinique du Prof. Lépine, salle Ste-Elisabeth, n° 43. Rien à signaler dans les *antécédents*, sauf parfois des sensations de contriction à la gorge, de boule ascendante, à l'occasion de contrariétés, et un léger bégaiement avec blésement.

A la suite de chagrins intimes, le malade, qui prenait depuis plusieurs semaines, dans un but thérapeutique, de la liqueur de Fowler, a volontairement avalé le contenu d'un flacon contenant 30 grammes de ce médicament. Aussitôt après, on lui administra du lait, et un vomissement immédiat s'en suivit. Un médecin, appelé quelques minutes plus tard, lui fit ingérer de l'eau salée, qui provoqua un second vomissement. En somme, le malade n'a dû garder qu'une très petite quantité de toxique. On l'amène à l'hôpital quelques heures après.

A l'entrée, état de prostration avec quelques secousses nerveuses. Il répond cependant bien aux questions et ne paraît pas très atteint. Le pouls est rapide, mais de tension normale. La langue est bonne.

On donne de l'eau albumineuse et 20 grammes de magnésie dans du lait.

La nuit est calme.

Le lendemain, selles abondantes, état satisfaisant. Température rectal : 37°2 le matin, 37°9 le soir. Urine : ni sucre ni albumine.

Le 3 décembre, T. R. = 38°4 le matin, 37°1 le soir. Le malade se lève, a bon appétit ; le pouls est tranquille et régulier ; pâleur de la face ; voûte palatine ogivale.

Le 8 décembre, il accuse quelques fourmillements au niveau des extrémités digitales des membres supérieurs ; la sensibilité est légèrement diminuée à la face palmaire des doigts.

Le 9 décembre, tout à fait rétabli, il est envoyé à l'asile de convalescents de Longchêne (hôpital Ste-Eugénie).

A Longchêne, rien à signaler la première semaine.

Au bout de ce temps, céphalée surtout occipitale, augmentant d'intensité pour devenir continuelle ; perte de l'appétit et du sommeil. A plusieurs reprises (une trentaine de fois en trois semaines), vertiges suivis de chutes avec exacerbation de la céphalée ; la chute se fait latéralement, surtout sur le côté gauche. De plus, quatre ou cinq fois, vomissements acqueux précédés de nausées. *Le malade revient à la clinique le 17 janvier.*

A l'entrée, faiblesse générale, anorexie, céphalée en casque, cauchemars nocturnes. Par intervalles, le malade voit double, et cette diplopie ne disparaît pas par la vision monoculaire.

A l'examen somatique, facies pâle, regard un peu fixe, expression plutôt mélancolique.

Examen des yeux : Pas d'inégalité pupillaire.

Petite taie de l'œil gauche.

Réactions pupillaires et mouvements oculaires normaux. Pas de strabisme. Pendant l'examen, le malade affirme voir les objets en double, même un œil étant fermé : deux doigts au lieu d'un, quatre au lieu de deux, deux bougies au lieu d'une, etc. En somme, il voit double quand il regarde avec l'œil gauche seul, et aussi quand il regarde uniquement avec l'œil droit : il s'agit bien de diplopie monoculaire, et non de diplopie par paralysie musculaire. De plus, le champ visuel est nettement rétréci (rétrécissement concentrique.

Pas de tremblement des paupières.

La pression sur les globes oculaires est douloureuse.

On constate un certain degré de raideur de la nuque, surtout pour les mouvements d'extension et de rotation de la tête. Les mouvements rapides de la tête provoquent des vertiges.

La recherche du signe de Kernig provoque des douleurs dans les jambes et de la rachialgie. Par intervalles, les membres sont agités de légères secousses involontaires.

Pas de tremblement des doigts ni de la langue.

Force musculaire conservée. Un peu d'incertitude dans la marche, tendance à la titubation,

Réflexes rotuliens très diminués, réflexes plantaires abolis, réflexes olécraniens plutôt un peu forts.

Sensibilité objective : légère hypoesthésie des jambes, de la face interne des bras, de la région dorsale gauche. Pas d'anesthésie cornéenne, ni pharyngée.

La langue est bonne, le pouls normal, l'examen viscéral est entièrement négatif. Les urines ne contiennent ni sucre ni albumine, la température rectale, qui s'était élevée à 38° le jour de l'entrée, est tombée le soir à 37° et oscille ensuite pendant une semaine autour de 37°2, avec légère élévation vespérale.

Le 20 janvier, l'examen de *l'oreille* (Prof. Collet) révèle un certain degré d'otite moyenne chronique sclérosante, avec diminution de l'audition et bruits subjectifs, le tout pouvant vraisemblablement expliquer la tendance aux vertiges.

A la même date, l'examen du *sang* donne les résultats suivants : séro-diagnostic tuberculeux négatif (F. Arloing), séro-réaction de Wassermann positive (Garin et Laurent).

Aussi, des frictions à l'onguent napolitain sont-elles prescrites (3 gr.), en même temps qu'une potion d'hydrate de chloral (2 gr.). Les frictions sont remplacées, au bout de deux jours, par des injections intramusculaires quotidiennes de 4 centigr. de biiodure (4 injections en tout).

Malgré le traitement, le malade, disant qu'il souffre de la tête, affecte à l'heure de la visite de tenir sa tête dans ses mains. Il se lève pourtant, mais pour s'asseoir derrière son lit dans une attitude de tristesse et de souffrance. Quelques mouvements involontaires dans les muscles de la face, légère photophobie ? La marche est difficile, titubante, ébrieuse, mais le malade ne tombe pas. Il a eu un vomissement.

Ponction lombaire : liquide nettement hypertendu, mais

très clair, et sans éléments figurés (M. Froment, chef de clinique).

Le 26 janvier, au soir, la température rectale, prise par le malade lui-même, atteint 38°3, elle monte le lendemain soir à 38°5.

Le 28 janvier, température rectale, 38° le matin, 38°8 le soir.

Le 29 janvier, 38°4 et 38°6.

Le 30 janvier, 39°1. Cependant le pouls n'est pas accéléré, la langue est bonne. Le malade passe la plus grande partie de la journée dans son lit, déclare qu'il n'a pas faim.

Le 31 janvier, la température rectale prise par le malade lui-même est de 39° le matin ; le soir, prise par l'externe du service, elle est de 37°2. On continue à prendre soigneusement la température rectale *les jours suivants ;* elle oscille autour de 37°5. On a cessé les injections de biiodure.

Le malade accuse encore de l'insomnie; on lui donne des hypnotiques (*26 février :* véronal, 0,40 centigr. ; puis extrait thébaïque 0,05 centigr. ; *24 mars*). Puis il se plaint d'engourdissement des pieds ; on l'envoie aux bains.

Peu à peu, quand on affecte de ne plus s'occuper de lui, le malade se remet à marcher normalement, déclare qu'il ne souffre plus et demande son exeat (*10 avril*). La diplopie a disparu. L'examen somatique est négatif.

Revu à plusieurs reprises *depuis sa sortie*, le malade n'accuse plus aucun symptôme notable.

OBSERVATION II.

(Service de M. le Dr Lyonnet).

Diagnostic résumé. — Diplopie monoculaire.

G... (Jeanne), 23 ans, domestique, née à Saint-Martin-en-Haut (Rhône), demeurant à Lyon.

Entrée à l'Hôtel-Dieu le 11 janvier 1910. Sortie le 24 janvier 1910.

Rien à signaler dans les antécédents héréditaires.

Rien à signaler jusqu'à l'âge de 15 ans. A cette époque, anémie et apparition de douleurs dans le membre inférieur analogues à celles qui ont motivé son entrée actuelle à l'Hôpital.

A 22 ans, traumatisme du coude droit. Séjour dans le service de M. le docteur Jaboulay. On aurait parlé de névrite. Tout le bras droit était insensible à la piqûre et au froid. Paralysie incomplète de la main. Le traitement, d'une durée de 8 jours, aurait consisté en séances d'électricité et de massage.

Il y a 3 semaines, la malade vomit 3 fois durant la nuit. Depuis, elle sent ses forces décliner et se décide à rentrer à l'Hôtel-Dieu.

A l'entrée. Grande pâleur de la face et des téguments. Nausées. Vomissements.

Rien aux poumons.

Au cœur : Souffle systolique, aspiratif, s'entendant depuis la pointe jusqu'à la base, disparaissant dans les inspirations forcées, et lorsque la malade se redresse.

Bruit de rouet aux jugulaires.

Système nerveux. Outre des douleurs dans les jambes, abolition à peu près complète des réflexes rotuliens.

Pas de zones d'anesthésie nettes à la piqûre, ni aux jambes, ni sur le reste du corps.

Anesthésie complète du voile du palais, presque complète de la cornée.

Aux yeux. La malade ne se plaint de rien. Les réflexes à l'accommodation et à la lumière se produisent normalement.

Mais si on ferme l'œil droit, la malade voit deux images d'un objet mince présenté à son œil gauche. Les deux images sont de grandeur normale. L'éloignement ne les fait ni grandir, ni diminuer. Si on présente un objet large, la malade n'en aperçoit qu'un seul.

Les deux yeux ouverts, la malade n'accuse aucune diplopie. La diplopie n'a été trouvée qu'à l'examen. La malade ignorait cette particularité de sa vision.

L'examen ophtalmologique pratiqué chez M. le professeur Rollet, par M. le docteur Aurand, a donné :

Rien au fond de l'œil.

Pas de rétrécissement du champ visuel.

Astigmatisme léger.

Diplopie monoculaire due à un spasme de l'accommodation.

Pathogénie

Quelle est maintenant la cause de la diplopie des hystériques ? Les opinions sont différentes. Nombreuses ont été les théories pathogéniques émises, mais elles peuvent se ramener à quatre principales.

THÉORIE DE BULL. — *Théorie des différences focales des segments du cristallin.*

Pour Parinaud, voici comment les choses se passent. On doit considérer le cristallin comme formé de trois segments juxtaposés et assimilable à une lentille composée de trois segments non fusionnés : les images de chaque segment se confondent au foyer commun, mais en deçà et au-delà elles restent distinctes. En ces points, on a autant d'images qu'il y a de segments dans la lentille.

Dans l'œil normal, les trois lentilles ont toujours un foyer unique, grâce à l'accommodation. Si les trois segments se dissocient, l'image n'est unique que pour une distance donnée ; au-delà elle devient multiple. Un vice de l'accommodation en est la cause et, pour Parinaud, ce serait toujours *le spasme*. Quelques auteurs l'auraient vu dans la paralysie. Le spasme du muscle acommodateur a été décrit par Galezowski, dès 1878, et il serait assez spécial à l'hystérie en dehors des lésions centrales.

Donc, pour Parinaud, la polyopie monoculaire est dûe à un spasme du muscle ciliaire accommodateur, lequel est le plus souvent d'origine hystérique.

THÉORIE DE RICHTER. —*Théorie de l'hallucination.*

Pour d'autres auteurs, il faut voir là un phénomène central. Ce ne serait qu'une hallucination.

THÉORIE DE VERHŒFF. — *Théorie de l'aberration de sphéricité.*

Cet auteur bat en brèche la théorie de Bull et explique la diplopie de la façon suivante : Il peut produire le phénomène avec une chambre noire et une lentille non corrigée, même en lumière monochromatique. Donc, la simple aberration de sphéricité suffit à faire naître la diplopie. Le spasme de l'accommodation peut d'ailleurs expliquer l'absence de correction de l'aberration de sphéricité du cristallin.

THÉORIE DE CHARLES. — *Théorie de l'Hypersensibilité.*

Tout récemment, Charles émet l'opinion suivante : c'est qu'il existerait des images secondaires normales chez tout individu, et qu'elles ne seraient perçues que chez certains hypersensitifs. D'ailleurs, il reconnaît plusieurs causes à la diplopie : causes physiques ; présence d'une pseudo-forea surajoutée ; lésion cérébrale ; enfin une forme que rien ne peut expliquer. C'est dans cette dernière qu'il fait rentrer l'hypersensibilité. Elle expliquerait le phénomène et cadrerait avec les idées modernes sur l'hystérie.

Telles sont les principales explications de la polyopie monoculaire. On voit que les Anglais et Américains s'écartent de la conception de Parinaud. Celui-ci invoque en faveur de la théorie de Bull les faits suivants : il existe toujours un spasme de l'accommodation ; la diplopie n'existe qu'en deça et au-delà de la distance pour laquelle l'œil est accommodé ; enfin, on a souvent 3 images au lieu de 2.

Contre elle on peut invoquer ce fait qu'il y a parfois plus de 3 images.

Quoi qu'il en soit, on trouve toujours la diplopie dans l'hystérie fruste et, suivant Parinaud, on devra toujours songer à cette névrose quand on rencontrera ce phénomène.

Suivant Pierre Janet, certains cas de contracture traumatique de l'accommodation doivent être rapportés à l'hystéro-traumatisme. Le spasme existe : La diplopie, en effet, disparaît au point où les yeux des sujets sont accommodés pour reparaître en deça ou au-delà. Mais, en outre du spasme, il faut admettre une certaine modification cérébrale qui détermine une interprétation particulière de ces sensations insuffisantes.

A propos de la malade qui présentait de l'hémidiplopie monoculaire, ce dernier auteur déclare ce fait peu explicable par le spasme de l'accommodation. Ce trouble pourrait faire penser à l'hémiopie.

Nous verrons plus loin, à propos du diagnostic, que la diplopie monoculaire est observée chez les opérés de strabisme. A quoi attribuer ce phénomène? Ce ne peut être la macula anatomique qui fonctionne. Le soutenir serait se payer de mots, ne rien expliquer du tout.

On pourrait supposer qu'il se produit toute une série de mouvements oscillatoires, nystagmiques, d'une rapidité en quelque sorte cinématographique, et que la macula physiologique continuerait alors à fonctionner. A cette hypothèse, le plus gros reproche que l'on pourrait faire, c'est que c'est peu scientifique, c'est que ces mouvements n'ont jamais été observés. Nous pouvons objecter que, pour ne pas tomber sous nos sens, les mouvements du cinématographe n'en existent pas moins.

D'ailleurs, il existe une méthode physique, la *stroboscopie*, qui pourrait permettre de vérifier, dans une certaine mesure, cette hypothèse.

Soit un œil animé de mouvements oscillatoires très rapides (20 par exemple à la seconde) autour d'un axe vertical passant par son centre O. Un point P placé devant lui et éclairé par une source lumineuse est vu double, puisque le mouvement oscillatoire de l'œil présente successivement dans son axe la macula vraie et la macula physiologique, avec persistance de l'impression lumineuse par suite du temps très faible de l'oscillation, inférieur à 1/10 de seconde.

Mais plaçons devant l'objet P, entre lui et la source lumineuse, un disque percé d'une ouverture — stroboscope — et animé d'une vitesse connue, de vingt tours à la seconde par exemple.

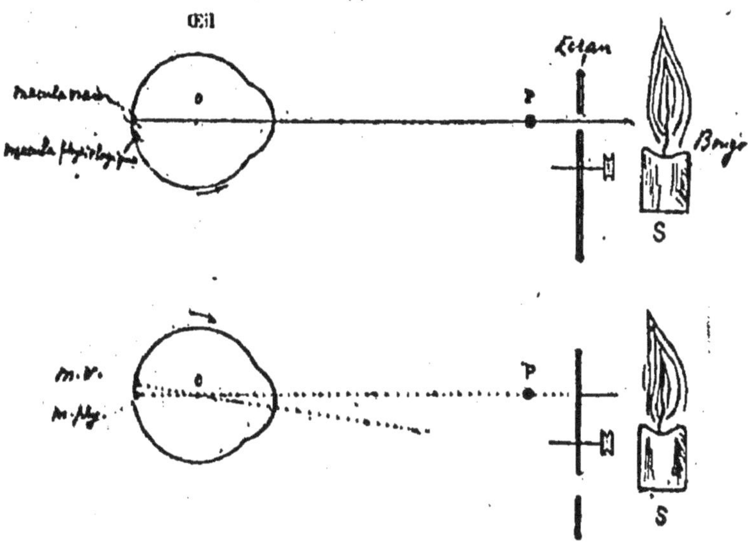

Dans ces conditions, l'objet ne sera éclairé que pour l'une des positions de l'œil et toujours éteint pour la position opposée. Les oscillations de l'œil, en effet, étant synchrones avec les tours du disque, celui-ci éclairera toujours l'objet au même moment de la révolution de l'œil, c'est-à-dire pour une même macula.

En pratique, quand bien même on n'arriverait pas à faire coïncider les vitesses par tâtonnements, on aurait cependant la disparition de l'une ou de l'autre des images, et le point serait perçu simple par l'une ou l'autre des macula — toujours la même dans une même expérience — et avec des périodes d'extinction complète de toute image.

Si, au contraire, ce mouvement cinématographique n'est qu'une hypothèse, quelle que soit la vitesse imprimée au disque, chaque fois que l'objet sera éclairé par l'ouverture, il sera perçu double par l'œil (Fig. III).

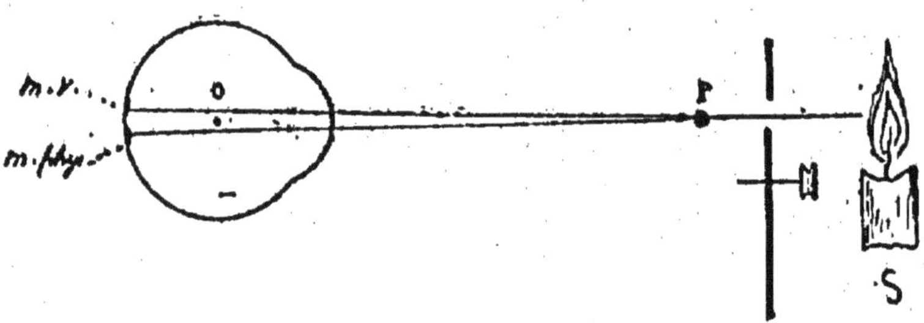

D'ailleurs, comme l'a dit Schwalbe, la rétine n'est qu'un véritable lobe cérébral étalé dans le fond de la cupule oculaire, c'est un *ophtalmencéphale*.

Les recherches récentes, effectuées par les procédés de Golgi et d'Erlich ont permis de mettre en évidence les cellules nerveuses rétiniennes, de suivre leurs prolongements.

La rétine serait constituée par une série de neurones visuel, rétinien, optique.

Ne pourrait-on pas admettre une éducation qui se ferait de proche en proche des fibres maculaires physiologiques aux fibres maculaires vraies ?

Ne pourrait-on pas aussi invoquer que l'acte de la

vision relève avant tout et surtout de l'écorce et que le rôle de la rétine se borne à celui de membrane inscriptive des impressions. Alors ce phénomène qui se serait passé dans la rétine, grâce aux neurones d'association, se produirait dans l'écorce. Une rééducation aurait lieu par les fibres unitives, comminurales, connectives, qui iraient s'irradiant de l'ancien centre maculaire physiologique au nouveau centre maculaire vrai.

Les deux centres devenus solidaires, on obtiendrait par le cerveau deux sensations d'une image unique, *véritable écho* de vibrations, d'impressions successives sans doute dans le temps, mais si rapprochées qu'elles paraissent uniques.

C'est la seule hypothèse plausible, rigoureusement scientifique, d'un fait indiscutable : l'individu voit double sans lésion propre de l'œil, sans spasme de l'accommodation. Par instillation d'atropine, il est aisé de supprimer cette dernière cause d'erreur en paralysant le muscle ciliaire.

Rien ne prouve que chez les hystériques des phénomènes analogues ne puissent se produire, des suppléances de centres par exemple.

Une dernière hypothèse qui découle de l'expérience de Scheiner s'offre naturellement à l'esprit. Admettons que la rétine ne soit pas sur le plan du foyer du cristallin, soit que l'accommodation soit plus éloignée, soit qu'elle soit plus rapprochée. Des images diffuses se produisent sur la rétine.

Or, ces images diffuses sont le résultat de la fusion d'une multitude d'images nettes, ainsi que le montre l'expérience de Scheiner. Au moyen d'un écran percé de 2 ou 3 trous, on laisse passer 2 ou 3 images et la diplopie ou la triplopie apparaissent. Mais supposons aussi qu'au lieu de mettre un écran percé de 2 trous on ait une rétine présentant des *zones d'anesthésie*, telles que la plupart des images ne soient pas vues et que 2 ou 3 seulement soient perçues. Un phénomène identique se produirait et cette anesthésie rétinienne chez un hystérique est bien aussi soutenable qu'une contraction du cristallin.

Pour ce qui a trait à la micro ou mégalopsie, il faut se souvenir que chez l'hystérique la stimulation de nombreux cônes rétiniens par l'image peut causer sur le cerveau une stimulation exagérée, car tout est possible dans le cerveau hystérique.

Diagnostic

La diplopie monoculaire aurait une grande valeur diagnostique si on ne la trouvait que dans l'hystérie, et la discussion précédente tendrait à nous la faire envisager ainsi. Il n'en est rien et nous allons commencer les différentes causes de diplopie monoculaire.

En présence d'un malade qui voit double, il importe tout d'abord de savoir si cette vision double relève d'un œil ou des deux yeux. Le simple interrogatoire et la fermeture alternative de l'un et de l'autre œil nous permettront de trancher aisément le diagnostic entre une diplopie monoculaire et une diplopie binoculaire.

Quant aux différentes variétés de diplopie monoculaire, et pour faciliter l'étude de cette question quelque peu complexe, il nous paraît utile de la sérier et d'envisager deux grandes catégories de faits :

1° Des cas ou sur la rétine existe une image réellé double.

2° Des cas ou sur la rétine existe une image unique mais vue double.

Nous passerons ainsi en revue toutes les causes de diplopie monoculaire. Le diagnostic différentiel des diverses diplopies monoculaires en découlera tout naturellement.

1° Cas ou sur la rétine existe une image réelle double.

A cette division ressortissent tous les cas où l'œil, considéré en tant qu'organe de la vision, est altéré dans sa constitution, modifié dans sa forme. A cette division ressortissent aussi les causes centrales pouvant donner la diplopie.

1° *Par anomalie de la cornée.*

a) *Altération de Constitution* (Cicatrices d'ulcères, taches de toute sorte), séparant les rayons lumineux en plusieurs faisceaux.

b) *Altération de forme*, par traumatisme limité ayant décollé les diverses couches de la membrane. — Staphylome pellucide. Kératocône. Kératoglobe. Ces cas sont rares.

2° *Par anomalie de l'iris.*

(a Traumatisme accidentel ou opératoire ayant amené une perforation dans l'iris, d'où présence de deux pupilles. Cette polycorie serait toujours acquise. On ne connait pas de cas congénital.

b) Production de la mydriase dans certains cas.

La cause est alors cristallinienne. La mydriase l'a simplement fait apparaitre. C'est une diplopie indirecte.

3° Par anomalie du cristallin.

a) Certaines cataractes en étoile donnent de la triplopie, puis un des trous venant à s'obturer, la diplopie apparait. Elle augmente par instillation d'atropine.

Certains corps étrangers centraux du cristallin pourraient en donner. On ne connait pas de cas publié.

b) On pourrait l'observer dans l'astigmatisme irrégulier cristallinien. Pas de cas publié.

c) Certains traumatismes donnent la diplopie : on l'a observée dans la luxation incomplète du cristallin.

Nous avons déjà parlé des cause venues de l'accommodation.

4° Par anomalie de la rétine.

a) La rétine aurait la propriété de dédoubler les images dans certaines affections cérébrales.

b) On a rapporté un cas de traumatisme ayant lésé la rétine. La diplopie était due à un lambeau de rétine flottant (Constantin).

5° Par causes dues à l'humeur aqueuse et au corps vitré.

On ne connaît pas de cas, bien qu'un corps étranger ou un parasite puisse la donner : un cysticerque, un fragment métallique par exemple (Balard, Th. de Paris, 1901).

6° Par myopie. Par hypermétropie.

Chez les myopes ou les hypermétropes, on peut fréquemment constater la diplopie, probablement à cause des limites de l'accommodation. On sait qu'ils voient plusieurs lunes ou plusieurs croissants à la lune. L'œil du myope peut, en effet, être trop long (*myopie axile*), le cristallin peut être trop convexe (*myopie de courbure*). Il en est de même pour l'œil hypermétrope.

7° Par causes centrales et modifications consécutives du cristallin.

Bouchut en a décrit un cas unique dans l'épilepsie.

On l'a constatée dans le tabès.

Duchesne, de Boulogne l'a notée une fois chez un cérebelleux.

Un traumatisme cérébral peut la donner, comme l'ont montré Fontan et Duret.

On peut la constater enfin dans certains cas de tumeurs cérébrales, tuberculeuses ou autres, *lésant le centre de l'accommodation* et amenant, par excitation de ce centre, le spasme de cette fonction (Bouveret et Chapotet).

8° Par contractures réflexes.

D'origine protubérantielle, corticale, périphérique, tous troubles nerveux chez des individus non hystériques.

2° Cas ou sur la rétine existe une image unique, mais vue double.

A côté de ces principales causes de diplopie monoculaire, lésions oculaires d'une part, lésions cérébrales d'autre part, amenant des modifications oculaires et venant compliquer singulièrement la question, on connait des cas d'individus qui voient double bien qu'il n'existe qu'une image unique sur la rétine.

Dans le strabisme, dans la toute première période, la diplopie existe, binoculaire, mais ne tarde pas à disparaître. Cette disparition des images doubles est due à un processus psychique qui exclut l'image de l'œil strabique. Le cerveau s'est rééduqué. Vient-on à opérer le strabique, il voit double de l'œil opéré, présente de la diplopie monoculaire. C'est la diplopie monoculaire avec une seule image impressionnant la rétine.

Nous voyons que nombreuses sont les causes de diplopie monoculaire : lésions oculaires d'une part, lésions cérébrales d'autre part.

On ne pourra donc pas affirmer l'hystérie par la seule constatation de la polyopie monoculaire.

Quand on la constatera, on devra tout d'abord se livrer à un examen soigneux de l'œil. Les lésions organiques oculaires étant écartées, on pourra se trouver en présence d'une lésion du système nerveux central ou de l'hystérie.

Ce n'est que par l'absence des signes de méningite, tumeur cérébrale, tabès, etc. ; ensuite par la coexistence d'autres signes d'hystérie : stigmates, anesthésie du voile du palais, de la cornée, etc., par la recherche soigneuse des antécédents et personnels et héréditaires, qu'on pourra porter le diagnostic de névrose.

Encore faut-il se souvenir de ces observations de Parinaud et de Babinski, où tous les caractères cliniques plaidaient en faveur de l'origine hystérique, où ce diagnostic semblait s'imposer. Les autopsies démontrèrent la justesse des réserves émises par ces auteurs en dévoilant l'existence d'affections organiques du système nerveux restées silencieuses.

Quand la diplopie ne peut pas être attribuée à une dissociation de la conscience et n'est pas amendable thérapeutiquement par la suggestion, on ne peut la classifier avec justice parmi les phénomènes d'ordre hystérique.

Si l'hystérie avait été correctement définie comme auto-suggestion, auto-hypnotisme, ou à la lumière de la conception moderne et plus juste de dissociation des centres cérébraux par laquelle les impulsions et impressions ne sont pas interprétées ou le sont incorrectement, l'explication serait plus aisée.

On ne peut pas donner comme symptômes d'hystérie ceux qui s'observent dans tous les yeux avec certaines conditions d'accommodation, car l'interprétation correcte de l'impression visuelle serait hystérique avec une semblable explication.

Il n'est pas douteux qu'il existe des images secondaires sur la rétine de tous les yeux. Ces images non perçues par les individus normaux, le sont par les hypersensitifs. Et la question reste toute entière, à savoir : ces images projetées par la lentille sur la rétine sont-elles réellement celles que l'individu anormal voit dans tous les cas, ou ne sont-elles pas le résultat d'une impression sensorielle pervertie si souvent constatée chez les hystériques et que l'on n'a pas démontrées dans des champs d'observation autres que l'œil.

Pronostic et Traitement

La constatation de la diplopie monoculaire, en l'absence de lésions de l'œil qu'un examen ophtalmologique sérieux mettrait en évidence, en l'absence de lésions organiques, ressortissant en somme à l'état névropathique du sujet, nous permet de porter un pronostic favorable.

Si la diplopie monoculaire existe d'ordinaire à l'insu du malade, n'est décelée que par le médecin ou mise en évidence par un traumatisme (cas de Lyonnet), on la voit parfois s'installer des mois durant et, par sa ténacité, gêner l'accomplissement des actes habituels de la vie.

Une hygiène morale sévère et une thérapeutique appropriée pourront amener la disparition de ce trouble.

Pour ce faire, il faudra se souvenir qu'à côté de l'élément symptomatique existe l'élément névrose fondamental, qu'il faut traiter à la fois et la diathèse et la manifestation accidentelle.

L'Isolement dans un établissement spécial, surtout hors du milieu familial, peut constituer un remède efficace.

L'Hydrothérapie en douche froide et jet brisé se terminant par jet d'eau chaude sur les pieds et friction sèche aurait donné de bons résultats. Les lotions, affusions, draps mouillés constituent des procédés plus faciles, préparent en quelque sorte le malade, servent de transition pour le passage à l'eau froide.

La suggestion à l'état de veille aurait, d'après Charcot, amené en une seule séance la disparition de contracture ayant résisté à l'électrisation prolongée et à l'hydrothérapie.

L'Aimantation, l'électricité statique, la métallothérapie interne et externe auraient donné des résultats appréciables.

Briquet, contre le spasme permanent, préconise l'électrisation faradique au moyen de tampon sec appliqué au voisinage immédiat de l'œil.

Les médicaments n'auraient qu'une très faible action et les bromures en auraient une plutôt nuisible.

Le fer, les toniques, l'arsenic, peuvent rendre des services chez les hystériques chlorotiques.

Mais la pharmacopée, malgré ses ressouces, ne peut rivaliser avec le TRAITEMENT PSYCHIQUE. Il renferme une importance capitale.

Le médecin doit avoir sur son malade une autorité morale complète. Il doit imposer sa volonté, car, pour être efficace chez l'hystérique, le traitement doit s'émanciper des sensations du malade. Pour arriver à persuader le malade de la curabilité de son affection, le médecin doit être persuadé de la possibilité de la guérison. C'est là une condition absolument nécessaire.

La manifestation accidentelle pourra d'ailleurs être efficacement combattue. A cette fin, on provoque la paralysie du muscle ciliaire accommodateur par les mydriatiques. Les agents les plus communément employés sont l'*atropine* et l'*hématropine*. D'un emploi moins fréquent sont la duboisine, la daturine, l'hyoscyamine, la scopolamine.

On poura formuler ainsi :

Sulfate d'atropine, 0 gr. 05 centigrames.
Eau distillée, 10 gr.
Poison — Une goutte à instiller dans l'œil toutes les 4 heures.

Au moyen d'un verre correcteur, on peut aussi faire immédiatement évanouir le symptôme diplopie relevant d'une anomalie de la réfraction, puisqu'on réunit en un foyer unique des images multiples.

CONCLUSIONS

I. La diplopie monoculaire reconnaît deux mécanismes pathogéniques bien différents.

Dans un premier groupe de faits, il existe réellement deux images sur la rétine, et dans un autre groupe de faits, il n'existe qu'une seule image, mais celle-ci est vue deux fois.

II. Le premier groupe de faits comprend divers cas de pathologie oculaire indépendants de toute hystérie, et il n'y a lieu d'invoquer la pathogénie hystérique que dans les cas où l'on constate l'existence :

A) Soit d'une contracture réellement hystérique du muscle ciliaire accommodateur;

B) Soit d'une anesthésie rétinienne telle que les images principales ne sont pas perçues. Nous avons exposé le mécanisme de la formation des images accessoires dans ces cas.

III. Le deuxième groupe de faits constitue la véritable diplopie monoculaire hystérique. Il y a lieu cependant d'exclure du cadre des affections hystériques les cas très fréquents de diplopie monoculaire de certains strabiques opérés qui voient double une image unique par le mécanisme que nous avons exposé. Ce mécanisme jette d'ailleurs un jour sur la pathogénie probable de la véritable diplopie monoculaire hystérique.

BIBLIOGRAPHIE

ADAMS. — *British. Med. Journ.*, oct., 22, p. 667. Ref. Michel's.

AMERCROMBIE. — *British. Med. Journ.*

ANDERSON et GUNN. — *British. Med. Journ.*

ARAGO. — *Annales de Physique et de Chimie.*

BATARD. — Thèse de Paris, 1900-1901.

BELLANGER. — Thèse de Paris, 1898-1899.

BARRAT. — Thèse de Bordeaux, 1892.

BOUVERET et CHAPOTOT. — *Rev. de Médecine*, 1892.

BRUNSWIG. — *Recueil d'Opht.*, 1889, p. 468.

BUR. —

BOYER. —

BULL. — Théorie des différences focales du cristallin.

BOUCHUT. —

BOUCHARD. — *Traité de Méd.*, T. VI.

BULSCHOWSKY. — Leipzig. 26e Soc. Opht. Heidelberg, août 1897. *Annales d'Oculistique*, septembre 1897.

BABINSKI. —

BRUCKE. — Vorlesungen ueber Phys.

CHARCOT. — 1887. *Maladies du syst. nerveux*, T. III, p. 313.

CHARLES. — 1908. *American Journ. of. opht.*

CONSTANTIN. — Xe Congrès d'opht., Lucerne, 1911.

COUTELAS. — Thèse Paris, 1908-1909.

De la Hire. — 1694, *Mémoire* de l'Académie de Médecine.

Duchenne de Boulogne. — 1864. — *Gazette hebdomadaire de Médecine et de Chirurgie.*

Debove et Achard. — *Manuel de Médecine*, T. III.

Duret. — 1891. Académie de Médecine.

Decondé. — *Annales d'Oculistique*, 1843.

Donsmani. — 1864.

Donders. —

Duret et Dujardin. — 1892. *Journal des Sciences Méd.*

Fontan et Duret. — 1885.

Fallot. — 1840. *Ann. d'Oculist.*, T. II, p. 234.

Galezowski. — 1865. *Ann. d'Oculistique*, T. LIV.

Grasset. — Hystérie. *Dictionnaire Dechambre.*

Giraud-Teulon. — Acad. des Sciences.

Guérard. — Institut n° 581. Soc. Opht.

Gilles de la Tourette. — *Traité de l'Hystérie.*

Hépler et La Hire. — XVIIIe siècle.

Helmotz. — 1853. *Traité d'Optique physiologique.*

Hummelshein. — Astigmatisme.

E. Javal — *Ann. d'Oculistique*, T. LII.

Pierre Janet. — Névroses et idées fixes, 1904.

Köster. — *Nederl. Tijds. v. Geneesk*, I., p. 1437.

Lesieur et Genet. — *Lyon Médical.*

Lyonnet. — *Lyon Médical.* 1896.
Société des Sciences Méd., Lyon, 1910.

Lucanus. — 1890. *Arch. d'Ophtalmologie.*

Letard. — 1891. Thèse Bordeaux.

Londe. — *Traité pratique de photographie*, Paris, p. 23.

Lagrange. — *Recueil d'Opht.*, 1895.

Lissauer (Karl). — Cliniques de Mendel, 1893.

Lawson (Henry). — *In the Med. Times and Gazette*, v. 53, p. 671.

Mile. — *Journal de Magendie*, T. VI.

Meyer (de Zurich). — *In Henle und Pfeufer's Zeitschrift*, 1846-1847.

Niedt. — 1842. De dioptricis oculi coloribus ejusque polyopia.

NIMIER et DESPAGNET. — *Traité d'Ophtalmologie*, p. 867, 708, 709, 712.

NIEMATSCHEK. —

ORD. —

PECLET. — 1824. *Ann. de Phys. et de Chimie*, T. LIV.

PARINAUD. — 1878.

1900. *Ann. d'Oculistique.*

PARIS (A). — 1886. *Gazette des Hôpitaux.*

PURKINGE. — 1839.

PERGENS (de Bruxelles). — *Rev. Gén. Opht.*, 1898, n° 2.

PANAS. — *Traité Ophtalmologie*, p. 560, T. I.

PITRES. — *Leçons sur l'Hystérie*, T. I.

PREVOST. —

RICHTER. —

SCHEINER. — 1652. Oculus seu fondamentum opticum.

SZOKALSKI. — 1839. — Thèse de Paris.

STEINFENSAND. — 1835-1838.

TROUESSART. — Th. Sciences, Paris.

TRUC et VALUDE. — P. 478. *Traité Ophtalmologie.*

TEULON. — 1862.

TARGETT. — *British Journal*, 1883, p. 1151.

VULPIAN. — 1861. *Mémoire* Société Biologie.

VERHŒFF. — *Arch. of. opht.*, nov. 1900.

YOUNG. — 1801. Philos. transactions.

DE WECKLER et LANDOLT. — *Trait. Opht.*, T. II, p. 923.

WALLASTON. —

ZIMMERMANN. — 1902. *Opht. Record.*, p. 374.

TRÉVOUX. — IMPRIMERIE J. JEANNIN.

www.ingramcontent.com/pod-product-compliance
Ingram Content Group UK Ltd.
Pitfield, Milton Keynes, MK11 3LW, UK
UKHW012256240726
13966UKWH00004B/1441